AF355658

QUESTION DU CIMETIÈRE

VILLE D'HYÈRES

QUESTION DU CIMETIÈRE

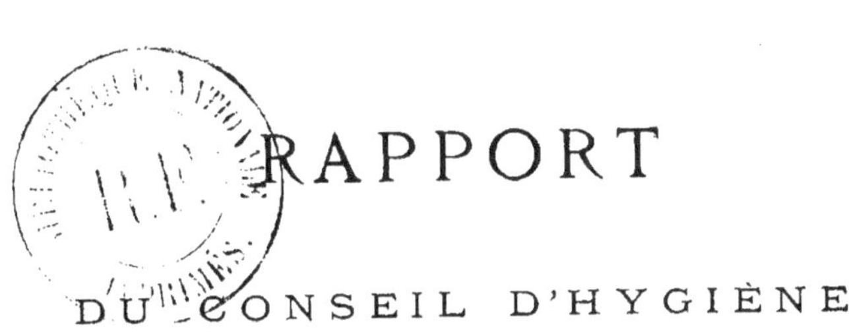

RAPPORT

DU CONSEIL D'HYGIÈNE

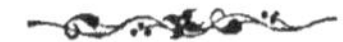

TOULON

IMPRIMERIE CIVILE ET COMMERCIALE ÉMILE COSTEL

Rue des Prêcheurs, 4

1875

CONSEIL

D'HYGIÈNE PUBLIQUE & DE SALUBRITÉ

DE L'ARRONDISSEMENT DE TOULON

Composition du Conseil au 6 février 1875

MM. Loubens ✳, sous-préfet (1), *président*; Calvy O. ✳, premier médecin en chef des Hospices civils, *secrétaire*; Arlaud O. ✳, directeur du service de Santé de la Marine; Bourgarel, deuxième médecin en chef des Hospices civils; Carence, deuxième chirurgien en chef des Hospices civils; Fontaine O. ✳, pharmacien en chef de la Marine; Gensollen, docteur en médecine (Solliès-Pont); Guillot, pharmacien; Héraud ✳, pharmacien-professeur à l'École de médecine navale; Laure O. ✳, premier chirurgien en chef des Hospices civils; Maillard ✳, sous-intendant militaire; Mouttet, médecin-vétérinaire, inspecteur de l'Abattoir; Pons-Peyruc ✳, ingénieur civil, président de la Chambre de commerce; Ramel, pharmacien en chef des Hospices civils et Ricoux, pharmacien.

Une place est vacante par suite de la mort récente de M. le Dr Levicaire C. ✳, directeur du service de Santé de la Marine, en retraite, *vice-président*.

---

(1) Depuis cette séance, M. de Raymond-Cahuzac ✳, nommé sous-préfet de Toulon, en remplacement de M. Loubens, appelé à une autre sous-préfecture, a pris la présidence du Conseil d'hygiène, M. le Dr Arlaud a été élu vice-président en remplacement de M. le Dr Levicaire, et M. Bruniquel ✳, ingénieur des Ponts-et-Chaussées, a été nommé membre du Conseil, pour remplir l'emploi devenu vacant par la mort de M. Levicaire.

CONSEIL

D'HYGIÈNE PUBLIQUE ET DE SALUBRITÉ

DE L'ARRONDISSEMENT DE TOULON

SÉANCE DU 6 FÉVRIER 1875

Extrait du procès-verbal de cette Séance

. . . .

L'ordre du jour appelle la discussion sur le projet de déplacement ou d'agrandissement du Cimetière de la ville d'Hyères.

M. le docteur Héraud, rapporteur d'une Commission composée de MM. Calvy, Bourgarel et Héraud, chargée de visiter les lieux et de rendre compte ensuite du résultat de ses investigations, a la parole et s'exprime en ces termes :

Messieurs,

Dans votre séance du 23 janvier 1875, vous avez nommé une Commission composée de MM. Calvy, Bourgarel et Héraud, à l'effet d'examiner, au point de vue de l'hygiène, le projet de transfèrement du Cimetière de la ville d'Hyères ; je viens, comme rapporteur, vous rendre compte des opérations et de l'opinion de cette Commission.

Voici ce qui résulte d'une étude complète du dossier et d'une visite des localités que nous avons faite, le 28 janvier dernier, avec l'assistance de M. le Maire d'Hyères et de l'architecte de la ville.

Dès l'année 1860, le Conseil municipal d'Hyères reconnaissait l'insuffisance du Cimetière actuel; aussi, en novembre 1868, sous l'administration de M. de Boutiny et sur l'avis favorable du Conseil d'hygiène de l'arrondissement, la ville fit-elle l'acquisition du *terrain Franca*. Ce terrain, d'une contenance de 7,000 mètres carrés environ, est contigu au Cimetière actuel, qu'il borne du côté du nord; il est désigné sur le plan annexé au dossier par un liseré marron. Différents motifs empêchèrent la municipalité d'approprier ce terrain à sa nouvelle destination et plusieurs années s'écoulèrent; mais à la suite de plaintes nombreuses basées sur l'état d'encombrement du Cimetière, le Conseil municipal, au mois de janvier 1872, décida qu'il y avait lieu de mettre à exécution l'agrandissement voté en 1868. Une difficulté financière se présentait pourtant qui paraissait devoir retarder pour quelque temps encore l'accomplissement du projet : il fallait, en effet, trouver une somme de 10,000 francs pour défoncer le terrain que l'on destinait aux sépultures et l'entourer de murailles. Nous n'avons point à rechercher les motifs qui empêchèrent le Conseil municipal de persister dans sa première résolution; mais il est certain qu'à la fin du mois de mai de la même année, le Conseil, revenant sur sa première intention et renonçant à agrandir le Cimetière actuel, décidait qu'il y avait lieu de transporter le champ des morts sur le versant nord de la montagne du Paradis, sur la rive droite du ruisseau de la Ritorte.

Il serait complètement inutile de relater ici pourquoi la la ville d'Hyères ne put réaliser immédiatement ce projet, il suffit de savoir que pendant l'année 1873 et pour faire face à certaines exigences financières, une partie du terrain Franca, 1,000 mètres carrés environ, fut aliénée et que par une clause du contrat de vente, la ville s'engageait à déplacer son Cimetière dans un délai de cinq ans et à le transporter à une distance minima de 500 mètres des parcelles vendues.

Pendant tout ce temps, l'état d'encombrement du Cimetière ne faisant qu'augmenter, il devenait de plus en plus urgent de prendre des mesures énergiques, et le Conseil municipal, pour remédier à une situation qui pourrait entraîner de graves inconvénients, vota une somme de 77,000 francs pour le transfèrement dans la vallée de la Ritorte.

Conformément à la loi, une enquête de commodo et incommodo fut ouverte dans le courant du mois de décembre 1874, et c'est à la suite de cette enquête que vous êtes appelés à donner votre opinion. Cette enquête d'ailleurs a été aussi complète que possible; 188 personnes ont été entendues et leurs dires ont été résumés avec autant de clarté que d'impartialité par le commissaire enquêteur, M. le Dr B. Laure.

Le résultat de cette enquête est des plus défavorables au projet de transfèrement : sur 188 habitants entendus, 130 déposants appartenant pour la plupart à la partie la plus éclairée et la plus imposée de la population, se sont prononcés contre le transfèrement et ont demandé le maintien du Cimetière actuel avec agrandissement; sur ce nombre, 124 ont motivé leur opinion, et plusieurs mémoires qui jettent un grand jour sur la question ont été annexés à l'enquête. Devant une majorité opposante aussi considérable, nous avons cru devoir nous occuper non-seulement du projet récemment voté par le Conseil municipal, mais encore de celui qui avait obtenu l'approbation de l'ancien Conseil et qui réunit la presque unanimité des suffrages des opposants entendus dans l'enquête. Nous aurons donc à examiner les trois questions suivantes :

1° Le Cimetière actuel est-il devenu impropre aux sépultures et constitue-t-il un danger pour la population?

2° Le terrain chosi sur la rive droite du ruisseau de la Ritorte est-il convenable?

3° Si le terrain de la Ritorte n'est point convenable, y a-t-il lieu de proposer une autre solution, l'agrandissement du Cimetière actuel, par exemple?

Il va sans dire que, dans cette étude, pour rester fidèles à notre mission d'hygiénistes, nous laisserons complètement de côté la partie philosophique de la question, et que nous ne toucherons à la partie financière qu'avec une extrême réserve et seulement pour éclairer la situation.

1re QUESTION

Le Cimetière actuel est-il devenu impropre aux inhumations et constitue-t-il un danger pour la Ville?

Le Cimetière actuel, d'une contenance de 7,000 mètres carrés environ et dont la création remonte à 90 ans, est situé au nord de la ville d'Hyères, dans le vallon de la Sauvette, au pied des collines schisteuses qui bornent la ville au Nord. Le sol, constitué par les alluvions descendues des collines voisines, est un mélange de phyllades non décomposées, de fragments de quartz opaque, de mica, de sable siliceux et et d'argile ferrugineuse. Son orientation est telle que sa surface est aisément balayée par les vents régnants, ceux de N.-O. et de S.-E., sans que les effluves qui s'en dégagent puissent être portées vers la ville. Un fossé, qui l'entoure dans sa partie la plus élevée, arrête les eaux venant des terrains supérieurs, de sorte que sa surface n'est lavée que par les eaux pluviales. Son éloignement de l'enceinte de la ville est de plus de 40 mètres : à ce titre il remplit les

conditions édictées par l'article 2 de la loi du 12 juin 1804
(23 prairial an XII).

Malheureusement et contrairement au décret du 7 mars
1808, de nombreuses maisons (16 en tout) sont venues se
grouper autour de lui. D'aucuns pourront voir dans ce
fait une tolérance regrettable de la part de l'autorité locale;
nous n'oserions pourtant partager complètement cette
opinion, car la création du Cimetière remonte à 90 ans,
est antérieure par conséquent au décret du 7 mars 1808,
et dès lors on doit se demander si, en équité, on pouvait
interdire aux propriétaires des immeubles voisins le libre
usage de leurs propriétés. On peut également se demander
si la présence du Cimetière constitue un danger sérieux
pour les maisons environnantes, quand on songe que sur
ces 16 maisons, 13 servent de remises, d'entrepôts, d'écu-
ries, et que deux sont des établissements de tolérance; la
seizième a été construite en 1865, mais le propriétaire
agissait en parfaite connaissance de cause et de plus il s'est
engagé à s'abstenir de toute recherche et à n'élever aucune
réclamation. Si donc, on peut regretter que l'autorité ait
toléré la construction de ces maisons, c'est plutôt pour le
Cimetière lui-même que pour ces bâtiments qui, s'opposant
à la ventilation, viennent augmenter pour la population les
dangers que présentent les miasmes cadavériques quand
ils s'accumulent au lieu de se disperser lentement et libre-
ment dans l'atmosphère.

Les principaux griefs qui ont été élevés contre ce Cimetière sont les suivants :

1° Il est tellement encombré, qu'il est impossible d'y
continuer les inhumations sans violer l'article 6 de la loi du
12 juin 1804, qui fixe à cinq ans au moins la durée des
sépultures;

2° Son terrain est saturé et ne facilite plus la décomposition des cadavres;

3° Des gaz et des vapeurs méphitiques s'en dégagent et constituent un danger pour les habitants. Ceux de la rue de la République se plaignent surtout de ces émanations;

4° Il corrompt les eaux des puits voisins.

Examinons ce qu'il peut y avoir de fondé dans chacune de ces accusations.

1° ENCOMBREMENT. — L'état d'encombrement ne fait de doute pour personne. Le nombre de décès s'étant élevé avec l'accroissement de la population, il a fallu rétrécir les allées, en supprimer même quelques-unes et à ce jour il reste à peine de la place pour quarante sépultures, c'est-à-dire que dans un laps de temps que l'on peut évaluer à deux mois, il faudra ouvrir prématurément les fosses communes. Le nombre toujours croissant des concessions soit temporaires, soit perpétuelles est également venu diminuer l'espace disponible pour les sépultures ordinaires.

2° SATURATION. — Pour vérifier si le terrain ne facilitait plus convenablement la décomposition des cadavres, nous avons fait ouvrir devant nous une sépulture qui remontait au mois d'août 1869. Nous avons constaté que la décomposition des parties molles, quoique très avancée, n'était point complète. Nous n'avons point rencontré pourtant cet état particulier de non-décomposition, cette saponification spéciale aux Cimetières que l'on a désignée sous le nom de *gras de cadavre*. En effet, l'établissement du Cimetière étant relativement peu ancien, les corps n'y ayant jamais été inhumés en les superposant, sauf quelques rares exceptions, il est probable que jamais la production du gras de cadavre ne s'y est réalisée, car un sol spécial, l'inhumation profonde, la superposition de plusieurs couches de cadavres paraissent être les conditions indispensables pour cette singulière transformation.

Mais il est certain qu'ici, comme partout, au bout d'un certain temps, *le terrain s'est saturé,* pour employer l'expression d'Orfila. On sait, en effet, qu'après un temps variant avec la nature du sol, le rapport entre le nombre des corps inhumés et le volume de la terre employée à les recouvrir, tout Cimetière se sature des produits volatils de la putréfaction. Dès lors, celle-ci, sans s'arrêter complètement, marche avec beaucoup de lenteur, tandis que la terre, devenue incapable de retenir les miasmes putrides, les laisse échapper avec plus ou moins d'abondance, suivant l'état de l'atmosphère. De là et comme conséquence forcée s'imposerait la nécessité de prolonger la durée des inhumations, ce qui est impossible dans l'espèce ; de là, encore incommodités possibles pour les personnes que la proximité de leurs habitations met plus directement en contact avec les effluves cadavériques.

3° EMANATIONS. — Nous croyons donc que ces émanations peuvent se produire, bien que nous n'ayons pu constater leur existence. Mais nous ferons remarquer que le moment de l'année où nous avons fait notre visite au Cimetière n'est point celui où on les observe d'habitude ; l'été, la nuit, les temps orageux paraissant être les conditions les plus favorables pour ces manifestations. Dans tous les cas, comme elles dépassent rarement l'enceinte des Cimetières, qu'elles ne sont que passagères, elles ne pourraient constituer une incommodité que pour les habitants les plus rapprochés, pour la plupart mal fondés à se plaindre. D'ailleurs, rien dans l'enquête ne prouve qu'il en soit ainsi ; et l'on peut même se demander avec le Commissaire enquêteur si la présence d'un égout qui avoisine les maisons de la rue de la République ne serait pas la véritable cause des émanations dont se plaignent les habitants de ce quartier.

D'un autre côté, si la science nous met en garde contre le voisinage des Cimetières, il est un criterium certain dont il ne faudrait pas abuser, mais qui nous permet d'établir si le moment est arrivé où le terrain destiné aux sépultures est devenu pour la population un foyer d'infection, une source de maladies. C'est le chiffre de la mortalité. Or, la moyenne annuelle des décès à Hyères est de 260 par an, pour une population de 10,000 âmes, soit 2,6 %. chiffre inférieur à celui de 3 %, moyenne de la mortalité dans les villes. Et puis, une épidémie spéciale s'est-elle déclarée dans le voisinage du Cimetière? Avons-nous vu certaines maladies contagieuses ou infectieuses telles que la variole, le choléra, la fièvre typhoïde frapper plus particulièrement les habitants de cette commune et surtout ceux dont la demeure avoisine le Cimetière? Nous ne le croyons pas et dans la dernière épidémie de choléra, en 1865, la ville d'Hyères a joui d'une immunité relative, si l'on compare sa mortalité à celle des localités voisines.

4° Puits. — Il n'est point douteux que selon la nature géologique du sol, suivant la position relative du Cimetière et des puits, les eaux qui ont lavé la terre des Cimetières ne puissent arriver dans les puits situés soit au niveau, soit en aval du champ des morts. Dans l'espèce, il est complètement impossible d'affirmer à *priori* que ces infiltrations se sont produites ; nous n'avons point affaire ici à un terrain régulièrement stratifié, dans lequel l'écoulement, la direction de l'eau souterraine est naturellement en relation avec la direction de la couche inférieure imperméable, mais à un sol tourmenté, fissuré dans tous les sens, dans lequel les eaux, en admettant qu'elles pénètrent, doivent suivre un parcours assez capricieux. Il faudrait donc, pour vérifier l'assertion de quelques plaignants, procéder à l'analyse chimique des eaux des puits incriminés, ce que le temps ne nous a pas permis de faire; il faudrait d'ailleurs répéter plusieurs fois ces analyses.

Néanmoins il est un fait qui établit de fortes présomptions en faveur de la pureté des eaux de ces puits. On sait, en effet, que les eaux chargées de matières organiques animales et des produits ammoniacaux qui accompagnent la décomposition de ces matières, du moment qu'elles se trouvent en contact avec l'air et à une température élevée deviennent troubles et contractent l'odeur et la saveur propres à *l'eau croupie*. Or, l'honorable Commissaire enquêteur, dont la compétence ne saurait être mise en doute, a examiné ces eaux et les a trouvées limpides, insipides, inodores, sauf un échantillon qui laissait un peu à désirer, mais le puits qui l'avait fourni est creusé dans une écurie et la présence du fumier autour de l'excavation explique suffisamment l'état d'infériorité relative qu'il a constaté.

Nous trouvons également dans le Rapport du Commissaire enquêteur que les eaux des puits incriminés sont impropres à la cuisson des légumes, ce qui sûrement indique qu'elles sont calcaires. Or, l'expérience a démontré que lorsque des *eaux crues* traversent des terrains contenant des produits ammoniacaux en grande quantité, elles se dépouillent de leurs principes calcaires et deviennent propres à la cuisson des légumes. Les eaux des puits incriminés sont justement dans des conditions opposées, il y a donc lieu de croire qu'elles ne sont point ammoniacales et que par suite elles ne sont point altérées par des liquides cadavériques (1).

D'ailleurs, bien qu'en principe il soit du devoir de l'hygiéniste de proscrire l'emploi des eaux rendues suspectes par le voisinage d'un Cimetière, il ne faudrait point s'exagérer les inconvénients d'un tel état de chose et les croire irrémédiables. Il suffirait de fermer ces puits pendant un certain temps, et de distraire momentanément les terrains du Cimetière de leur affectation ; car, dans ce cas, la terre ne recevant plus de nouveaux cadavres, produit alors, dans un temps relativement peu considérable, la combustion presque totale des matériaux organiques.

En résumé, nous ne pouvons voir dans le Cimetière actuel qu'une incommodité peut-être plus morale que physique pour les habitants voisins, et il ne nous appartient pas de faire ressortir combien leurs doléances, si elles se produi-

---

(1) La nature argileuse du sous-sol que le défoncement du terrain Franca a depuis mise en évidence est d'ailleurs un obstacle à ces infiltrations. *(Note du Rapporteur.)*

saient, seraient mal fondées, puisqu'ils n'ont édifié dans le voisinage du local affecté aux sépultures qu'avec parfaite connaissance de cause. Quant au reste de la population, le danger existe encore moins pour elle ; il ne commencerait sérieux, redoutable même, qu'au moment où par suite d'une épidémie meurtrière on serait dans l'indispensable nécessité de confier un grand nombre de cadavres à une terre qui, fortement imprégnée des produits de la putréfaction, ne favorise plus que lentement la décomposition cadavérique. En dehors de cette éventualité, le Cimetière actuel ne présente aucun danger pour la population, si on cesse d'y pratiquer momentanément les inhumations, car il n'y a point encore disproportion entre le volume du sol et le nombre de cadavres qu'il recouvre, et ce terrain retrouvera toutes ses propriétés du moment où, abandonné à lui-même pendant un certain nombre d'années et ne recevant plus de nouveaux corps, il pourra lentement laisser dégager les produits gazeux de la putréfaction qui le saturent aujourd'hui.

2ᵉ QUESTION

Le terrain choisi sur la rive droite du ruisseau de la Ritorte est-il convenable?

Ce terrain non encore acquis par la ville est situé sur le versant nord de la colline du Paradis, sur la rive droite du ruisseau de la Ritorte. On n'y arrive que par des sentiers abruptes, et avant de songer à y créer un cimetière, il faut, de toute nécessité, établir, pour y conduire, un chemin praticable tant aux corbillards qu'aux charrettes, tombereaux, que nécessiteront les travaux d'appropriation. Or, d'après le devis officiel, le coût de ce chemin d'accès serait de 30,000 francs, non compris l'achat du terrain. Nous n'avons point le désir de discuter ce chiffre que plusieurs trouvent au-dessous de la vérité, et l'eussions-nous, il nous manquerait la compétence voulue pour le faire convenablement; voyons seulement si, après avoir accompli ce sacrifice pécuniaire, la ville trouvera une compensation dans la situation, la nature du terrain qu'elle doit acquérir.

Le terrain de la Ritorte est situé dans une espèce d'entonnoir formé par les hauteurs voisines, il est par conséquent assez mal ventilé. Sa superficie est de 24,000 mètres carrés environ; il présente deux pentes, l'une Nord et Sud, l'autre Ouest et Est. En longueur, la différence de niveau entre le seuil de la porte d'entrée et la partie supérieure est de 35 mètres; elle est de 20 mètres environ dans le sens de la largeur.

Il est évident qu'avec une pareille pente, le terrain, par certaines pluies torrentielles, sera fortement raviné et que, pour s'opposer à la chute des terres de la partie supérieure vers la partie inférieure, la surface devra être divisée en trois ou quatre paliers séparés les uns des autres par des murs de soutènement, ce qui constitue une dépense considérable devant entrer en ligne de compte. Le mur de clôture de la partie Est qui longe le ruisseau de la Ritorte devra nécessairement être construit dans des conditions de profondeur de fondations et d'imperméabilité qui entraîneront une dépense bien supérieure à celle du mur de clôture de 2 mètres qui est réglementaire. Il est indispensable, en effet, d'empêcher l'eau du ruisseau de pénétrer dans le Cimetière, où elle ne manquerait pas de laver le sol, de provoquer une décomposition trop hâtive des cadavres et de porter au loin, en se retirant, des causes d'insalubrité.

En supposant que les ressources pécuniaires de la ville soient suffisantes pour créer le chemin d'accès, pour cons-

truire ces clôtures coûteuses, pour édifier ces murs de soutènement inutiles dans les terrains plans ou en pente douce,
aura-t-on au moins un terrain convenable pour les sépultures? Ici, il est impossible de se prononcer autrement que
pour la négative. Dans la plus grande partie du sol, la roche
schisteuse affleure ou n'est recouverte que par une quantité
bien minime de terre végétale. Il faudra aller chercher au
loin et à grands frais, la terre friable nécessaire pour cou-
vrir le sol d'une couche de 1 mètre 50 cent. de hauteur.
Nous ignorons quelle est la situation financière de la ville,
elle peut être prospère, mais *qu'on ne l'oublie pas, un temps
considérable sera nécessaire pour réaliser ce projet si dis-
pendieux et l'ancien cimetière regorge de corps ; chaque jour
voit diminuer les emplacements disponibles.*

Nous laissons ici de côté certains faits que l'enquête a
mis en lumière, tels que l'élévation du tarif d'inhumation
qu'entraînera la distance ; la nécessité où se trouvera la ville
de transférer dans son nouveau Cimetière les tombes et les
corps de près de 400 concessions, dont le transport, d'après
les calculs les plus modérés, occasionnerait une dépense
de 120,000 francs environ. Pour nous, un fait capital do-
mine la situation, c'est que, même en dépensant des sommes
considérables à la création du Cimetière de la Ritorte, la
ville n'arrive à résoudre que dans un avenir plus ou moins
éloigné un problème dont la solution doit être immédiate.
A ce titre, nous n'hésitons pas à déclarer que le terrain
de la Ritorte ne nous parait pas convenablement choisi.

5ᵉ QUESTION

Si le terrain de la Ritorte n'est point convenable, y a-t-il lieu de proposer une autre solution à l'autorité, l'agrandissement du Cimetière, par exemple ?

C'est à cette solution que votre Commission s'est arrêtée.

La superficie du terrain Franca est de 6,000 mètres carrés environ et de 7,040 si l'on rachetait les 8 lots de terrains aliénés par la ville. Voyons si cet agrandissement permettrait de laisser reposer pendant un temps suffisant la terre du Cimetière actuel.

Si l'on tient compte de la surface qu'occupe chaque cadavre inhumé et de la distance qui, aux termes de la loi du 12 juin 1804, doit séparer chaque fosse de la fosse voisine, on trouve qu'une superficie de 2 mètres carrés et demi est nécessaire à chaque inhumation ; mais si l'on considère que la sépulture des enfants nécessite un espace moindre, on peut admettre qu'une surface de 2 mètres carrés par cadavre suffit pour que l'ensemble des inhumations s'effectue dans de bonnes conditions. Mais, d'un autre côté, il faut pouvoir disposer d'une superficie cinq fois plus vaste que celle nécessaire pour y déposer le nombre présumé des morts qui peuvent y être enterrés pendant l'année, puisque la loi n'autorise à ouvrir les fosses communes que tous les cinq ans. Il convient donc d'être en possession de 2 mètres carrés × 5, c'est-à-dire de 10 mètres carrés pour chaque décès annuel. Quant au total des décès annuels probables, la population d'Hyères étant de 10,000 habitants, il devrait être de 300. Ce chiffre s'éloigne peu de celui de 260 qui nous a été fourni. Prenons pourtant le premier pour plus de sûreté. Il faudrait donc, pour assurer les inhumations pendant cinq ans, une superficie de 300 × 10 ou 3,000 mètres carrés. Or, en agrandissant le Cimetière après rachat des huit lots, on se trouverait en mesure de pratiquer les inhumations pendant dix ans, sans avoir à ouvrir les anciennes sépultures. Il resterait encore 1,000 mètres carrés pour les allées, les bâtiments de servitude, les concessions perpétuelles. Cette réserve de 1,000 mètres nous a paru pourtant un peu faible, et il y aurait peut-être lieu de l'augmenter en acquérant en plus l'espace triangulaire dont la base est la ligne ponctuée qui du point A se dirige vers B.

Ce terrain est-il convenable pour la création d'un Cimetière? La réponse est facile. La nature géologique est la même que celle du Cimetière actuel, qui, depuis près d'un siècle, a parfaitement décomposé les cadavres qu'on lui a confiés. Nous y avons fait exécuter des sondages aux parties inférieure, moyenne et supérieure. La couche de terre non compacte est de 2 mètres dans le bas, de 1 mètre 5 décimètres dans le milieu et de 1 mètre vers le haut. Les défoncements seront donc faciles, peu onéreux, sauf dans la partie supérieure, mais cet espace pourrait être réservé pour les concessions perpétuelles, et alors les frais de creusement du sol pour l'établissement des caveaux ne seraient point supportés par la ville. Il convient d'ajouter que le ruisseau qui sépare le Cimetière du terrain Franca devrait être dévié, *aucun canal, égout, etc., etc., ne devant traverser le terrain des morts.*

Que deviendrait pendant ce temps l'ancien Cimetière ? Les inhumations y seraient suspendues sauf dans les concessions. Pour activer la décomposition des corps, pour épuiser le terrain des matières organiques et y hâter leur transformation, on y planterait des arbres de port pyramidal ou élancés, tels que le cyprès, le filao, et surtout l'eucalypte globuleux dont les bons effets sur l'assainissement du sol paraissent constatés, ou bien encore des trembles, des peupliers dont le feuillage agite l'air. On élaguerait par contre les arbres touffus, tels que le saule pleureur, qui s'opposent à la libre dispersion des gaz. La couche superficielle du sol serait épuisée par des plantes à végétation active. Mais dans tous les cas, il faudrait se garder d'établir des plantations trop serrées, pouvant entretenir l'humidité du sol et faire obstacle au dégagement des gaz et des vapeurs.

Avec ces précautions et avec la suspension momentanée des inhumations, les inconvénients du cimetière actuel, les émanations nuisibles, surtout, si elles existent réellement, iraient constamment en diminuant, et le jour bien éloigné de nous, où il serait de nouveau rendu aux sépultures, la terre remise en possession de ses propriétés absorbantes ne le céderait presque en rien à une terre vierge.

⁓⁓⁓

CONCLUSION

En principe, votre commission eût certainement désiré voir transporter le Cimetière d'Hyères à une distance telle que la ville fût mise complètement à l'abri de toutes les influences qu'exercent en général ces sortes d'établissements, alors même qu'ils sont placés dans les meilleures conditions possibles d'hygiène, néanmoins elle ne pense pas qu'il y ait lieu d'autoriser la translation sur la rive droite de la Ritorte. Le temps matériel nécessaire pour l'établissement de ce nouveau Cimetière est trop considérable et une prompte solution est urgente vu l'état d'encombrement du Cimetière actuel.

Pour obvier à l'insuffisance incontestable de ce dernier, il y a lieu de l'agrandir à l'aide des terrains Franca, en rachetant soit de gré à gré, soit par voie d'expropriation, les 8 lots vendus. La maison que l'on construit actuellement sur un de ces lots pourrait être affectée au logement du gardien. Afin d'assurer pendant longtemps la vente des terrains pour les concessions temporaires ou perpétuelles, il serait en outre avantageux d'acquérir la partie triangulaire située à l'Est et comprise entre les points A et B. L'agrandissement du Cimetière dans ces conditions loin d'aggraver les conditions d'insalubrité possibles aujourd'hui, ne fera que les diminuer.

Au cas où l'agrandissement ne serait pas en voie d'exécution au moment où les terrains disponibles pour les inhumations seraient épuisés, nous croyons qu'il conviendrait de proposer :

1° De défendre expressément la superposition de deux ou plusieurs cadavres dans la même fosse.

2° D'exiger que les inhumations soient pratiquées à la profondeur voulue par l'article 4 de la loi du 12 juin 1804.

3° De faire recouvrir avec du charbon et du chlorure de chaux solide, et avant de les replacer dans la terre, tous les os qui lors de l'ouverture des fosses seraient rencontrés encore recouverts de parties charnues.

4° Si quelques points du cimetière paraissaient être le siége d'émanations plus ou moins nauséabondes, il conviendrait de faire arroser ces points avec une dissolution de sulfate de fer (5 ou 10 pour 1,000 d'eau) que l'on répandrait dans la proportion de 10 litres par mètre carré et jusqu'à cessation de l'odeur.

5° Si plus tard et par suite de l'examen chimique des eaux des puits voisins, il était démontré qu'il se produit des infiltrations capables d'altérer les eaux potables, on pourrait faire exécuter des drainages dans la partie la plus déclive et pratiquer en aval une tranchée profonde de manière à détourner le cours des eaux qui auraient lavé le terrain affecté aux inhumations. Les eaux qui s'accumuleraient dans la tranchée pourraient être complètement désinfectées et à peu de frais à l'aide du chlorure de chaux ou du sulfate de fer. D'ailleurs, s'il était démontré qu'un des puits compris dans le périmètre indiqué par la loi, se trouve dans de mauvaises conditions, l'autorité préfectorale pourrait en ordonner la suppression ou l'abandon momentané.

Les conclusions de ce rapport sont adoptées à l'unanimité et sans discussion.

Toulon, les jour, mois, et an que dessus.

Signé : CALVY, BOURGAREL, HÉRAUD, *rapporteur*.

Le Président,   *Le Secrétaire,*

LOUBENS.   CALVY, D. M. P.

1498 — Toulon, Typographie E. Costel, rue des Prêcheurs, 4.

www.ingramcontent.com/pod-product-compliance
Lightning Source LLC
LaVergne TN
LVHW011449170726
843501LV00009B/3348